AF398988

Sementes de Damasco

–

Cura do Câncer com a Vitamina B17?

O Remédio Antigo Que a Indústria Farmacêutica Está Escondendo

Marcus D. Adams

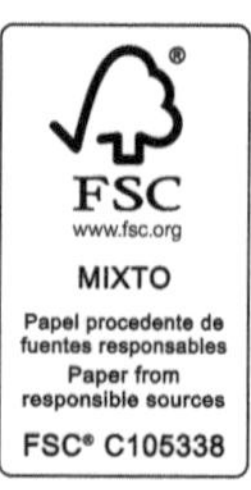

No se permite la reproducción total o parcial de esta obra, ni su incorporación a un sistema informático, ni su transmisión en cualquier forma o por cualquier medio (electrónico, mecánico, fotocopia, grabación u otros) sin autorización previa y por escrito de los titulares del copyright. La infracción de dichos derechos puede constituir un delito contra la propiedad intelectual.

Impreso y editado por Books on Demand GmbH
info@bod.com.es - www.bod.com.es
Impreso en Alemania – Printed in Germany

ISBN: 978-8-4132-6951-1

Introdução

Ao utilizar este livro, você aceita este aviso legal na íntegra.

Nenhum conselho

O livro contém informações. As informações não são conselhos e não devem ser tratadas como tal.

Se julga estar a sofrer de alguma condição médica, você deve procurar assistência médica imediata. Você nunca deve adiar a procura de aconselhamento médico, desconsiderar o aconselhamento médico ou descontinuar tratamentos médicos baseado na informação do livro.

Sem representações ou garantias

Na extensão máxima permitida pela lei aplicável e sujeita à secção abaixo, nós excluímos todas as representações, garantias e compromissos relacionados com o livro.

Sem prejuízo da generalidade do parágrafo anterior, nós não representamos, realizamos ou garantimos:

- que a informação no livro é correta, precisa, completa e não enganosa;

- que o uso da orientação no livro irá levar a qualquer determinado desfecho ou resultado.

Limitações e exclusões de responsabilidade

As limitações e exclusões de responsabilidade estabelecidas nessa secção e noutras partes deste aviso: estão sujeitas à secção 6 abaixo; e governam todas as responsabilidades decorrentes do aviso ou em relação ao livro, incluindo responsabilidades decorrentes de contrato, por ato ilícito (incluindo negligência) e por violação do dever estatutário.

Nós não seremos responsáveis perante você em relação a quaisquer perdas decorrentes de qualquer evento ou eventos além do nosso controle razoável.

Nós não seremos responsáveis perante você em relação a quaisquer perdas comerciais, incluindo, sem limitação, perda de ou danos nos lucros, rendimentos, receitas, uso, produção, poupanças antecipadas, negócios, contratos, oportunidades comerciais e património de marca.

Nós não seremos responsáveis perante você em relação a qualquer perda ou corrupção de quaisquer dados, bases de dados ou software.

Nós não seremos responsáveis perante você em relação a quaisquer danos ou perdas consequentes, indiretas ou especiais.

Exceções

Nada neste aviso deve: limitar ou excluir a nossa responsabilidade pela morte ou danos pessoais resultantes de negligência; limitar ou excluir a nossa responsabilidade por fraude ou representação fraudulenta; limitar qualquer uma das nossas responsabilidades de uma forma que não é permitida ao abrigo da lei aplicável; ou excluir qualquer uma das nossas responsabilidades que não podem ser excluídas ao abrigo da lei aplicável.

Divisibilidade

Se uma secção deste aviso for determinada por qualquer tribunal ou outra autoridade competente como sendo ilegal e/ou inaplicável, as outras secções deste aviso continuam em vigor.

Se qualquer secção ilegal e/ou inaplicável for legal ou aplicável se uma parte for eliminada, essa parte será considerada para eliminação e a restante secção irá continuar em vigor.

Lei e jurisdição

Este aviso será regido e interpretado em concordância com as leis suíças e quaisquer disputas relacionadas com este aviso estarão sujeitas à jurisdição exclusiva dos tribunais da Suíça.

Introdução

O câncer é um grupo de doenças que envolve o crescimento de células anormais, com o potencial de se espalhar para outras partes do corpo. As células crescem em caroços e grupos chamados de tumores, mas este não é sempre o caso. Alguns tumores não se espalham, e são chamados de tumores não-cancerígenos. A leucemia, por exemplo, foca na circulação do sangue no corpo humano. As células cancerígenas são transportadas e espalhadas através do fluxo sanguíneo, e assim, impedem o funcionamento normal do corpo. Os tumores cancerígenos geralmente tem efeitos similares, como danos nos sistemas nervoso, circulatório, digestivo e reprodutivo. Hormônios às vezes podem ser liberados pelo câncer, o que pode mudar a maneira como o corpo age.

Quando o câncer começa a se espalhar pelo corpo humano, é chamado de câncer metastático. O processo das células cancerígenas se espalharem para outras partes do corpo é chamado de metástase. Olhar as células cancerígenas através de um microscópio nos mostra que não há muitas diferenças entre as células originais do câncer e as células metastáicas do câncer.

Nem todas as mudanças que ocorrem nos tecidos do corpo podem ser classificadas como câncer. Algumas alterações teciduais podem desenvolver o câncer por negligência, e são mantidas sob tratamento constante. A Hiperplasia ocorre.

A Organzação Mundial da Saúde estima que por ano mais de 1.6 milhões de novos casos de câncer são descobertos nos Estados Unidos, e até 600.000 mortes.

Como o câncer afeta o corpo

O câncer tem maneiras diferentes de atacar o corpo humano. A corrente sanguínea ajuda o sangue rico em oxigênio a passar pelos órgãos vitais, fornecendo a eles oxigênio e nutrientes para seu bom funcionamento. Quandos as células cancerígenas se espalham pelo sangue, elas podem se multiplicar e espalhar para todo o corpo. Isso leva à morte de celulas e tecidos, pois o sangue não é fornecido de maneira adequada. O sistema mais crucial que é alvo de câncer é o sistema imunológico. O papel do sistema imunológico no corpo humano é proteger o corpo contra doenças e infecções causadas por bactérias, fungos, parasitas ou vírus. Este sistema responde à presença de organismos estranhos no corpo, atacando, restringindo e subjugando-os. A propagação do câncer no sistema imunológico o torna incapaz de desempenhar suas funções corretamente. A medula óssea é onde os glóbulos brancos que combatem as doenças são produzidos. O câncer penetra na medula óssea e torna impossível a produção de glóbulos brancos, levando a um sistema imunológico mais fraco. Diferentes doenças exigem diferentes quantidades de glóbulos brancos, e o câncer pode prejudicar a capacidade do corpo de lutar até mesmo contra as menores doenças.

O sistema hormonal, conhecido como o sistema endócrino, é outro alvo de câncer. Este sistema de glândulas e órgãos produz hormônios que ajudam o corpo a funcionar de maneira adequada, e o câncer pode se intrometer nessas funções, liberando seus próprios hormônios. A intrusão pode levar a sintomas conhecidos como síndromes paraneoplásicas. O câncer de pulmão, por exemplo, libera hormônios que causam dormência nos dedos das mãos e dos pés, e também causam fraqueza e tontura nauseante.

O sistema linfático do corpo também pode ser afetado pelo câncer quando fica preso nos gânglios linfáticos e começa a crescer. A principal função do sistema linfático é prender e destruir bactérias, mas com a presença do câncer dentro do sistema linfático, não há muito que ele possa fazer.

O corpo todo é uma presa para o câncer, e as células cancerígenas se espalham através da corrente sanguínea e destroem as células e tecidos saudáveis. Este processo é conhecido como invasão, e as células cancerígenas também podem crescer fazendo as células do sangue alimentarem-nas, processo conhecido como angiogênese. As células cancerígenas que se agruparam e cresceram juntas podem crescer em tumores, no entanto, nem todos os tumores são câncer, uma vez que eles são separados entre benignos e malignos.

O que causa o câncer

O câncer é uma doença muito complexa, e pode ser causada por diversos fatores. Nós vamos explorar algumas das causas mais comuns do câncer para entender melhor esta doença.

1. **Genética**

    Esta não é uma causa muito comum para o câncer, porque o câncer é criado a partir de uma única célula sobrevivente que se desenvolve durante toda a vida da pessoa. Há tipos de câncer que acham mais fácil crescer em corpos que têm informações genéticas e moleculares herdadas de genes das gerações anteriores. Esses genes tornam mais fácil o crescimento das células do câncer, mas são bastante raros.

2. Exposição solar/UV

Nós não percebemos que, durante todos os dias, mesmos os dias em que mais chove, nós somos expostos a raios ultravioleta prejudiciais do sol. 95% dos cânceres de pele são causados por exposição prolongada à luz do sol e negligência. A radiação UV também pode vir de outras fontes, como solários, câmaras de bronzeamento e lâmpadas de sol. O sol danifica a pele quando os materiais genéticos na pele são queimados, resultando em queimaduras solares. Este dano pode se acumular ao longo do tempo, e as células de câncer de pele podem crescer e se espalhar pela pele.

3. Tabaco

O tabaco é a principal causa do câncer e das mortes relacionadas ao câncer no mundo. Causa diversos tipos de câncer e não há maneiras seguras de consumir tabaco. A fumaça que você inala contém mais de 7000 substâncias químicas, e mais de 10% delas pode causar câncer. Algumas das substâncias químicas cancerígenas contidas nos cigarros hoje em dia incluem: nicotina, cianida, metanol, amônia, monóxido de carbono, cloreto de vinilo, cádmio, crômio e muitas outras.

4. Dieta

Umas das causas mais provaveis de câncer faz parte das escolhas que fazemos todos os dias. Todos os dias nós escolhemos que alimentos colocamos em nosso corpo, e escolhas ruins podem levar a más consequências. A maioria das pessoas não presta atenção na comida, e consome comidas cancerígenas todos os dias. Alimentos que têm altas quantidades de sal são extremamente prejudiciais ao corpo humano, já que o sal pode ser muito prejudicial ao estômago. Uma alta porcentagem de sal pode danificar o revestimento do estômago, o que o torna ainda mais exposto aos alimentos e substâncias químicas causadoras de câncer. A maneira como a comida é preparada é muito importante. Vegetais frescos, como tomates, que podem lutar contra o câncer, são benéficos para o corpo. Se você processar e enlatar esses vegetais, eles podem ter um efeito negativo no corpo, e às vezes podem até ser cancerígenos. Quase todos os alimentos enlatados contém um revestimento que preserva seu frescor. Esta substância química é chamada de bisfenol-A , e pode ser encontrada em quase todas as latas de alimentos. Já foi confirmado que é uma substância química cancerígena e deve ser evitada. Carnes processadas e carne vermelha também são conhecidas por promover o crescimento de células cancerígenas nos intestinos. Açúcares refinados, óleos hidrogenados, batata frita e chips, bebidas suaves e farinha branca também foram relacionados ao crescimento do câncer.

5. Álcool

O consumo do álcool é há muito tempo ligado à causa do câncer. Os tipos mais comuns de câncer causados pelo álcool são o câncer do trato digestivo e o câncer de fígado. O álcool é transformado em acetaldeído qundo entra no corpo, e esta substância pode danificar o DNA e impedir que as células se reparem. Esta substância química também faz as células do fígado crescerem mais rapidamente, o que pode resultar no crescimento e espalhamento mais rápido de células cancerígenas.

6. **Diversos cancerígenos**

Um cancerígeno é uma substância química que está diretamente relacionada à causa do câncer. Essas substâncias podem danificar células e interromper seu processo de recuperação metabólica. Alguns cancerígenos também foram encontrados presentes na natureza, como em carnes vermelhas e no tabaco. Há muitas fontes externas em que os cancerígenos estão presentes, como a gasolina. A gasolina contém álcool e aromáticos que podem ser muito prejudiciais. Tintas e adesivos contém benzeno, que também é muito perigoso, e o amianto é um dos cancerígenos mais perigosos do mundo, pois suas fibras podem ser respiradas.

7. **Estilo de vida**

Além da exposição a cancerígenos e escolhas ruins de dieta, a maneira como você vive também pode torná-lo vulnerável ao câncer. A segunda maior causa de câncer no Reino Unido é a obesidade e o excesso de peso. A falta de exercício e um estilo de vida passivo podem ter graves consequências. Os tecidos gordos são conhecidos por produzir quantidades excessivas de estrogênio, e um alto nível de estrogênio pode levar ao câncer de endométrio e mama.

Estar acima do peso também significa ter um alto nível de insulina na corrente sanguínea, o que pode levar ao crescimento de tumores. As células gordas também produzem leptina, que estimula ou inibe o crescimento de células cancerígenas. O baixo nível de inflamação associado

com pessoas com sobrepeso também
é um fator muito perigoso.

Órgãos mais comumente diagnosticados com câncer

Existem mais de 100 tipos de câncer, e eles focam diferentes áreas e órgãos do corpo. Para fins informativos e para explicações adicionais, vamos explorar alguns dos tipos mais comuns de câncer atualmente.

1. **Câncer de Pulmão**

   O câncer de pulmão é causado pela presença de um tumor maligno nos pulmões, que é causado pelo crescimento descontrolado de células no tecido pulmonar. Alguns dos sintomas mais comuns incluem a perda de peso, tosse excessiva, falta de ar e dores no peito. Cânceres do pulmão são divididos em dois tipos, câncer de pulmão de pequenas células e câncer de pulmão de células não-pequenas. O tratamento para o câncer de pulmão depende do tipo de câncer. O câncer de pulmão tem uma das maiores taxas de mortalidade.

2. **Tumor cerebral**

Quando as células começam a crescer anormalmente no cérebro humano, um tumor cerebral surge. Este crescimento anormal vai prejudicar o controle muscular, sensação, memória e outras funções corporais vitais. Os tumores cerebrais, conhecidos como neoplasia intracraniana, são classificados em dois. O tumor primário, que começa a crescer no cérebro, e os tumores secundários que foram espalhados de outros lugares. Os sintomas comuns causados pelo tumor cerebral são: dor de cabeça, náuseas, convulsões, vômitos, problemas de equilíbrio e até mesmo sonolência.

3. **Câncer de mama**

O câncer de mama é causado quando um número anormal de células começa a crescer nos seios. As células são frequentemente agrupadas e formam tumores, que podem ser fisicamente sentidos como caroços. Estes tumores também podem ser vistos em um raio-X. Se não for tomado cuidado, o câncer pode se espalhar por todo o corpo. Os sintomas de câncer de mama incluem inchaço da mama, dores nos seios ou mamilos, escalas e espessamento do mamilo e vermelhidão. O câncer de mama é diagnosticado principalmente em mulheres.

4. **Câncer cervical**

A parte inferior do útero é chamada de colo do útero, e quando as células crescem em padrões anormais e se espalham, o câncer cervical acontece.

O câncer de colo do útero não mostra sintomas imediatos e eles só aparecem quando o câncer se torna invasivo e está crescendo em tecidos próximos. Os sintomas mais comuns do câncer cervical são: dores durante a relação sexual, sangramento vaginal anormal, sangramento após a relação sexual e sangramento mais intenso durante os ciclos menstruais. Você pode notar descargas vaginais incomuns misturadas com o sangue do ciclo menstrual ou após a menopausa.

5. Câncer de ovário

O câncer também pode crescer nos ovários, e isso acontece a partir da distribuição e crescimento anormal das células. Os principais sintomas não podem ser sentidos até que o câncer se torne invasivo e tenha progredido para outras fases. O câncer do ovário é mais comum em mulheres que têm taxas mais elevadas de ovulação, ou mulheres que não têm filhos. O câncer do ovário pode ter muitos sintomas diferentes, tais como: dor de estômago, fadiga, dor pélvica ou abdominal, problemas urinários, dor nas costas, dores durante a relação sexual, constipação, perda de peso e até mesmo o inchaço da área abdominal.

6. Câncer de pele

O câncer também pode crescer na pele, e esse tipo de câncer é chamado de câncer de pele. Desenvolvimento e crescimento celular anormal na pele pode causar isso. Existem três tipos diferentes de câncer de pele: câncer de pele de células basais, melanoma e câncer de pele de células basais. Mais de 90% dos casos de câncer de pele são causados por exposição prolongada aos raios ultravioleta do sol. Os raios UV são o principal fator causador de todos os três tipos de câncer, e os sintomas incluem úlceras na pele, vermelhidão, escamação e remendos da pele, e até mesmo descoloração da pele.

7. Câncer de próstata

O câncer de próstata é o segundo câncer mais comum diagnosticado em pacientes do sexo masculino. Quando as células da glândula da próstata começam a crescer anormalmente e se espalhar, o câncer de próstata é criado. Algumas células de câncer de próstata podem crescer e se espalhar muito rapidamente, no entanto, geralmente leva um longo período de tempo para que ele se desenvolva para outras fases. A próstata é encontrada apenas nos homens, e está localizada na frente do reto e logo abaixo da bexiga. As células da glândula produzem o líquido da próstata, um componente crítico do sêmen. Estas células podem crescer irregularmente e câncer de próstata pode acontecer. Os sintomas mais comuns de câncer de próstata são sangue na urina ou sêmen, dor nas costas, dor no quadril, micção freqüente, disfunção erétil e um fluxo urinário fraco.

8. Câncer do pâncreas

O pâncreas é um órgão glandular localizado atrás do estômago, e seu papel é secretar o hormônio regulador do açúcar, a insulina. As células podem crescer anormalmente e multiplicar-se dentro do órgão. O câncer de pâncreas geralmente acontece após a idade de 40. O câncer de pâncreas pode acontecer por fumar tabaco, obesidade, diabetes e, por vezes, por doenças genéticas raras. No entanto, um quarto dos casos está diretamente ligado ao consumo de tabaco. O câncer de pâncreas começa a se espalhar muito rapidamente para o fígado e isso é conhecido como icterícia. Os sintomas mais comuns de câncer de pâncreas são urina escura, fezes claras e gordurosas, perda de peso, dores de estômago, vômitos, aumento do fígado e coceira. Os sintomas podem até induzir diabetes e anormalidades do tecido adiposo.

9. Câncer colorretal

O câncer colorretal é conhecido como câncer de intestino, e é o desenvolvimento de células cancerígenas no cólon ou reto. As células anormais podem então se espalhar pelo corpo e direcionar outros órgãos. A maioria dos casos de câncer colorretal está ligada à idade e fatores de estilo de vida. A obesidade, o tabagismo e a falta de atividade física podem levar ao câncer colorretal. Fatores dietéticos como o consumo de carne vermelha, carnes processadas e álcool também são causas conhecidas. Uma vez que você atingiu a idade de 50, recomenda-se fazer a triagem, pois o diagnóstico precoce deste câncer pode ajudá-lo a evitar a sua própria morte. O câncer colorretal causa sintomas como constipação, sangue nas fezes, dor abdominal, diarréia, perda de peso, um nódulo estomacal e inexplicável deficiência de ferro nos homens. As mulheres sofrem de deficiência de ferro após a menopausa.

10. Câncer de útero

Este é o câncer mais comum encontrado nos sistemas

reprodutivos das mulheres. O câncer começa quando as células saudáveis localizadas no útero começam a crescer anormalmente, criando um tumor. O câncer uterino é categorizado em dois tipos principais, adenocarcinoma e sarcoma. A ACS estima que em 2016, 60000 mulheres serão diagnosticadas com câncer uterino em 2016, e 10000 de vai morrer como resultado. O sintoma mais comum deste câncer é o sangramento vaginal anormal. As descargas podem ser fluxos aquosos, fluxos de sangue ou outras descargas misturadas com sangue. Os sintomas incluem micção dolorosa, dor durante a relação sexual, dor na área pélvica e micção anormal. Dez por cento das mulheres diagnosticadas com câncer uterino têm uma massa tumoral pélvica.

Tipos de câncer

Carcinoma

Os tipos mais comuns de câncer são carcinomas. Eles são criados pelas células epiteliais que cobrem as superfícies internas e externas do corpo. Os carcinomas começam em diferentes tipos de células epiteliais, e têm nomes específicos.

- Adenocarcinoma é o câncer que se forma nas células epiteliais que fazem os fluidos viscosos que cobrem as superfícies corporais, fluidos e muco.

- Carcinoma de células de transição é um câncer que se forma em um tipo de tecido epitelial localizado no revestimento da bexiga, uréteres e algumas partes dos rins.

- O carcinoma de células basais é um câncer que começa na camada mais baixa da epiderme, essencialmente a pele da pessoa.

- Carcinoma de células escamosas é um câncer que se forma em células escamosas, a camada localizada logo abaixo da nossa pele. Este tecido também reveste muitos outros órgãos, como a bexiga, pulmões, intestinos, o estômago e os rins.

Sarcoma

Os sarcomas são cânceres que se formam nos ossos e tecidos moles, tais como músculos, gorduras, vasos sanguíneos, tecido fibroso e vasos linfáticos.

O osteossarcoma é o tipo o mais comum de câncer de osso, e os tipos macios do câncer incluem o leiomyosarcoma, o sarcoma de

Kaposi, o liposarcoma, os dermatofibrosarcomas, etc

Leucemia

O câncer que cresce no tecido formador de sangue da medula óssea é chamado de leucemia. Existem diferentes tipos de leucemias, agrupados pela taxa em que a doença progride, e quantas vezes isso acontece. Estes cânceres não formam tumores sólidos, em vez disso um grande número de glóbulos brancos se acumulam no sangue e medula. O baixo nível de células sanguíneas normais provoca dificuldades para o corpo obter o oxigênio necessário para seus tecidos. O sistema imunológico também enfraquece fortemente, e o sangramento é difícil de parar.

Linfoma

Linfoma é o câncer que é criado nos glóbulos brancos que lutam contra doenças e ajudam o nosso sistema imunológico. Linfócitos anormais se acumulam nos linfonodos e vasos, causando linfoma. Existem dois tipos diferentes de linfoma, linfoma de Hodgkin e linfoma não-Hodgkin.

Mieloma múltiplo

Mieloma múltiplo é o câncer que cresce nas células plasmáticas do nosso corpo. As células anormais de mieloma acumulam-se na medula óssea e formam tumores em todos os ossos do corpo.

Melanoma

Melanoma é o câncer que começa nas células especiais que fazem melanina (o pigmento da nossa pele). A maioria dos melanomas se formam na pele, mas também há melanomas em outras partes pigmentadas, como o olho.

O que é Vitamina B17?

Laetrile, muitas vezes referido como vitamina B17, embora não seja realmente uma vitamina. É uma substânia meio natural, meio criada pelo homem, e é criada de nozes cruas e caroços de muitas frutas, especialmente damasco. Depois de processar as nozes/caroços crus, uma forma da substância natural amigdalina é criada.

As células humanas saudáveis contêm naturalmente a enzima Rhodanese, que serve como um neutralizador para o Benzaldeído e o Cianeto do hidrogênio, encontrados na B17. Estas enzimas são então convertidas nos compostos nutritivos tiocianato e ácido benzóico. A glicose entrega a B17 para as células cancerígenas, porque não têm a enzima Rhodanese. Em vez disso, elas têm Beta-Glucosidase. Esta enzima está localizada apenas em células cancerígenas, e combinada com o Benzaldeído e Cianeto, cria um veneno que se destina às células cancerosas especificamente.

Laetrile é uma maneira muito eficiente de combater o câncer, no entanto, é recomendado que não seja um tratamento primário do câncer.

Como funciona?

Laetrile é um dos tratamentos alternativos mais populares e eficazes disponíveis. A fim de aumentar a eficiência de Laetrile, é recomendado seguir uma dieta de nutrição rigorosa e também comprar vários outros suplementos.

Laetrile foca e mata células cancerígenas, enquanto repara o sistema imunológico para afastar as possibilidades futuras de câncer.

A ciência por trás de Laetrile

Quando as moléculas de Laetrile encontram células cancerígenas, elas se dividem em duas moléculas de glicose, uma molécula de cianeto de hidrogênio e uma de benzaldeído. Inicialmente, pensava-se que a molécula de cianeto de hidrogênio era a principal molécula responsável pela morte de células cancerígenas, mas estudos posteriores mostraram que a molécula de benzaldeído é a assassina mais eficaz das células cancerígenas.

A terapia com laetrile é um tratamento de longo prazo. Apesar da eficiência da molécula de benzaldeído, este tratamento demora algum tempo a funcionar. Isso ocorre porque a molécula laetrile interage com uma célula não-cancerígena primeiro, rhodanese. Quando isso acontece, a molécula laetrile não tem chance de interagir com as células cancerígenas.

Rhodanese é muito eficaz contra laetrile, e é por isso que você tem que ingerir uma grande quantidade durante um período prolongado, de modo que a laetrile que sobrevive eventualmente ataque as células cancerígenas.

A segunda etapa para ajudar o progresso do seu tratamento é a dieta. A dieta com laetrile é feita para acumular a quimotripsina e tripsina em seu corpo, permitindo-lhes trabalhar nas células cancerígenas. Elas quebram as enzimas em torno das células cancerígenas e as expõem às células brancas do sangue. Agora os glóbulos brancos identificam o câncer e depois o matam.

O plano de tratamento

Essa terapia vem do livro de Philip Binzel, Alive and Well. Qualquer tratamento de câncer começa com a organização de sua dieta, e escolher os alimentos que você pode e não pode comer mais. Esta dieta é muito semelhante à dieta Crudívora. No entanto, a dieta Binzel não inclui frutas e legumes. Estudos têm mostrado que frutas e vegetais contêm nutrientes que matam o câncer.

A melhor opção é misturar a dieta Crudívora com Laetrile. Comece a consumir mais alimentos da dieta crudívora que são ricos em laetrile, tais como; Frutas, sementes, grãos e nozes.

A fim de fazer Laetrile funcionar mais eficazmente, estes suplementos são necessários:

- Zinco
- Vitamina C
- Magnésio
- Manganês
- Selênio
- Vitaminas B6, B9 e B12
- Vitamina E
- Vitamina A

Se você preferir tomar multivitaminas, calcule o restante e compense a deficiência.

Binzel também recomenda o Megazyme Forte, rico em tripsina, bromalina, zinco e quimotripsina. Duas pílulas três vezes ao dia é a dosagem recomendada. É essencial ingerir as enzimas pancreáticas ou proteolíticas durante a terapia com Laetrile.

Porque a proteína é um macronutriente necessário, Binzel permite grãos, nozes e feijões que são ricos em proteína mesmo se tiverem que ser cozinhados. Qualquer coisa proveniente de animais é proibida.

Como obter Laetrile

Por causa dos regulamentos da FDA, os suplementos do laetrile podem ser quase impossíveis de comprar, apesar de serem suplementos naturais e perfeitamente seguros. Os médicos devem testemunhar a

FDA que eles estão usando laetrile, basicamente tornando ilegal.

Você pode comprar laetrile online na forma de amêndoas de damasco. As conchas duras localizadas no meio de um pêssego ou damasco armazenam caroços dentro. Se você quebrar a casca dura da fruta, usando um martelo, quebra-nozes ou alicates, você vai encontrar um pequeno caroço que se parece com uma amêndoa. Este é mais suave do que uma amêndoa e certamente não tem o mesmo sabor. Esta semente é rica em laetrine natural.

Buscar por "amêndoas de damasco" vai mostrar um monte de resultados, e você pode encontrar um monte de lojas e lugares que vendem caroços de damasco. Os grãos vêm selados em um saco fresco, e o preço não é alto. A dose recomendada para grãos é de 24 a 40 grãos por dia, espalhados ao longo do dia. Para as pessoas em remissão, 16 caroços por dia são o mínimo.

Outros alimentos ricos em laetrile são o trigo sarraceno e grãos de painço. Sementes de plantas de bagas, como framboesas vermelhas estão cheias de laetrile. Framboesas vermelhas também têm seu próprio assassino de câncer, ácido elágico, um composto químico fenólico. Ácido elágico pode ser encontrado em muitos alimentos, mas é mais denso em framboesas vermelhas, e também morangos. Lembre-se de comprar geléia que armazena as sementes do fruto, uma boa fonte de laetrile. No entanto, as sementes de damasco continuam a ser a melhor fonte de laetrile. Recomenda-se pensar para o futuro e plantar árvores de damascos onde você pode acessá-las.

Outras fontes incluem amêndoas de damasco, amêndoas de pêssego, sementes de uva, amoras, mirtilos, brotos de feijão, morangos, feijão, etc.

FDA declarou laetrile uma substância tóxica, no entanto, isso é tudo uma mentira. Philip Binzel escreveu um livro "Alive and Well", descrevendo como ele passou por um tratamento de câncer, testemunhando a importância do laetrile, e mostrando como ele veio a ser uma substância ilegal.

Recomenda-se ingerir as pílulas de laetrile com água natural durante uma refeição, para ajudar com a digestão, mesmo dos produtos químicos.

Efeitos colaterais do Laetrile

Um dos efeitos colaterais de Laetrile é baixa pressão arterial. Isso acontece porque um tiocianato é formado, o que diminui a pressão arterial. Para o metabolismo libertar cianeto de hidrogênio, acetona, açúcar e benzaldeído, o nitrilosídeo deve ser hidrolisado. Este não é um problema para a maioria das pessoas, mas para as pessoas que já estão em medicação de pressão arterial, este poderia ser um problema significativo.

Muitas pessoas na dieta e regime laetrile também usam enzimas proteolíticas. Enzimas proteolíticas são diluentes de sangue, e elas não devem ser usadas com anticoagulantes de prescrição, a menos que o médico permita o uso de ambos os tratamentos. Recomenda-se ter cuidado ao usar enzimas proteolíticas, pois elas são poderosas diluidoras de sangue.

Usar Laetrile com probióticos pode aumentar a quantidade de cianeto de hidrogênio, e isso cria efeitos colaterais adversos.

Recomenda-se que você pense em combinar tratamentos de câncer em conjunto. Leia cuidadosamente os rótulos e as advertências para ver se algum dos tratamentos que está a receber atualmente tem efeitos adversos quando combinado com laetrile.

Outros tratamentos connhecidos do câncer

Há diferentes tratamentos disponíveis para o câncer, e nós vamos explorar algumas das opções mais populares.

1. **Cirurgia**

   A cirurgia é uma opção de tratamento em que um cirurgião treinado faz uma incisão física no corpo. Os procedimentos geralmente incluem cortar através da pele, músculos e, às vezes, até dos ossos. O tecido cancerígeno, geralmente na forma de um tumor, é cortado do corpo para impedir que continue se espalhando. Este é um método de tratamento muito eficaz, mas nem sempre é possível.

Os pacientes geralmente estão sob os efeitos de potentes tranquilizadores e anestesias, porque esses procedimentos podem ser bastante dolorosos.

2. **Quimioterapia**

A quimioterapia funciona matando as células do corpo que estão prestes a se dividir em 2 novas células. Nosso corpo é composto de bilhões de células. Uma vez que amadurecemos, a maioria das células em nosso corpo não se divide e multiplica com muita frequência. Elas se dividem apenas quando há danos e precisam reparar/curar o tecido.

O câncer faz as células multiplicarem sem parar, causando um grande grupo de células, que cria um caroço, o tumor. Porque estão sempre se dividindo e multiplicando, essas células são muito propensas a serem focadas pela quimioterapia.

No entanto, o corpo tem céulas que estão constantemente se multiplicando e dividindo. Elas incluem o cabelo, a medula óssea e as células de suas pele. Como elas estão sempre se dividindo, também são danificadas pela quimioterapia. Mas este efeito colateral geralmente não dura longos periodos de tempo, e os sintomas desaparecem quando o tratamento sistemático é terminado.

3. Radioterapia

As células cancerígenas podem ser mortas usando altas doses de radiação, e isso também é usado para diminuir tumores. A quantidade concentrada de radiação mata as células do câncer e previne que elas voltem para o corpo. A radiação também fornece um alívio da dor causada pelo câncer.

No entanto, a radioterapia leva algum tempo para ser eficaz. Geralmente, é a partir de alguns dias ou semanas de tratamento que as células cancerígenas começam a morrer. Depois disso, o efeito letal da terapia vai continuar matando as células do câncer, mesmo semanas ou meses após a radioterapia. Há dois tipos diferentes de radioterapias, radioterapia externa ou interna.

A radiação também tem um preço para o corpo, e pode matar células saudáveis. Isso pode ter impactos negativos, e a fatiga é um sintoma comum da terapia de radiação. Os médicos também mantém controle dos danos causados às células saudáveis por radiação.

4. Transplante de células tronco

Este tratamento restaura as células formadoras de sangue em pessoas que sofrem com baixa contagem de células sanguíneas devido aos efeitos negativos da quimioterapia ou terapia de radiação. As células tronco não são uma cura direta para o câncer, mas ajudam a pessoa a recuperar a habilidade de reproduzir células tronco.

Os recebedores mais comuns deste transplante são os pacientes diagnosticados com linfoma e leucemia. Transplantes de células tronco podem ter efeitos negativos, já que às vezes os glóbulos brancos do paciente recebedor podem identificar as células do doador como intrusivas e destruí-las. Isso é tratado com esteróides que reprimem o sistema imunológico, criando uma abertura para infecções.

5. **Terapia hormonal**

A terapia hormonal é um tratamento usado para pacientes diagnosticados com câncer que se espalha através de glândulas. Isso inclui o câncer de próstata e mamas, que usam hormônios para crescer.

A terapia hormonal funciona impedindo ou retardando a capacidade do corpo de produzir hormônios ou interferir com o comportamento dos hormônios no corpo.

Os efeitos colaterais variam de acordo com o tipo de terapia que está sendo usada, mas geralmente inclui ondas de calor, ossos enfraquecidos, diarréia, náusea, fatiga, baixa libido e alterações de humor.

Lidando com os sintomas dos tratamentos do câncer

Qualquer forma de tratamento do câncer é essencialmente uma batalha dentro do seu corpo. Suas células saudáveis se esforçando para lutar contra as células cancerígenas. Conforme o tratamento é aplicado, as células cancerígenas começam a morrer, mas também são incluídas em seu corpo, e isso cria danos ao longo do tempo. Muitos tratamentos de câncer têm inúmeros efeitos colaterais, como a perda de cabelo, diarréia, descoloração da pele, fatiga, etc.

Estes efeitos colaterais podem deixar o paciente muito cansado, desmotivado e infeliz em geral. Esta é uma parte muito importante da batalha contra o câncer, e recomenda-se que você tente lutar contra esses efeitos colaterais.

Integrar a efetividade do tratamento com esses tratamentos alternativos vai te ajudar a aliviar muitos sintomas do tratamento do câncer. Falar com seu médico sobre tratamentos alternativos que podem ajudar pode te dar uma ideia clara do melhor plano a seguir.

Se você está experimentando ansiedade, passar por uma sessão de hipnose pode te ajudar a aliviar a ansiedade e atingir um estado mental calmo. A massagem e a meditação também podem te ajudar a afastar a ansiedade do tratamento.

A fatiga pode ser derrotada fazendo exatamente o contrário, exercícios. Conforme o corpo se exercita, as células começam a trabalhar melhor, já que mais oxigênio passa através delas. Isso lutará contra o efeito da fatiga, e fazer loga também te ajudará a se livrar dela.

A náusea e o vômito podem ser combatidos com a acupuntura, aromaterapia, hipnose, terapia musical e consumo de canabis.

A aromaterapia, hipnose, sessões de massagem e acupuntura podem te ajudar a dormir melhor, já que você terá dores durante o tratamento.

Problemas de sono podem ser facilmente resolvidos com exercícios, ioga e o consumo da família Indica da planta Canabis.

O estresse também é outro fator importante que deve ser combatido, e ir à sessões de ioga, tai chi, hipnose, exercícios e o consumo de canabis vão te ajudar a lutar contra ele.

No entanto, a ideia principal aqui é que o descobrimento precoce é melhor do que curar a doença. Ao detectar o câncer em suas primeiras fases, é mais fácil de tratá-lo, e às vezes, uma simples cirurgia pode resolver o problema. Certifique-se de fazer visitas regulares ao médico, já que descobrir cedo pode te salvar dos problemas dos tratamentos. O câncer é um problema muito sério, e deve ser tratado como tal, e entender como a doença funciona vai te ajudar a entender a gravidade da doença.